COMO CUIDAR A LOS NIÑOS EN TIEMPO DE CORONAVIRUS

El CORONAVIRUS llego a nuestras vidas sin previo aviso, un dia estabamos en las aulas de clase y al otro dia todo el mundo hizo pausa.

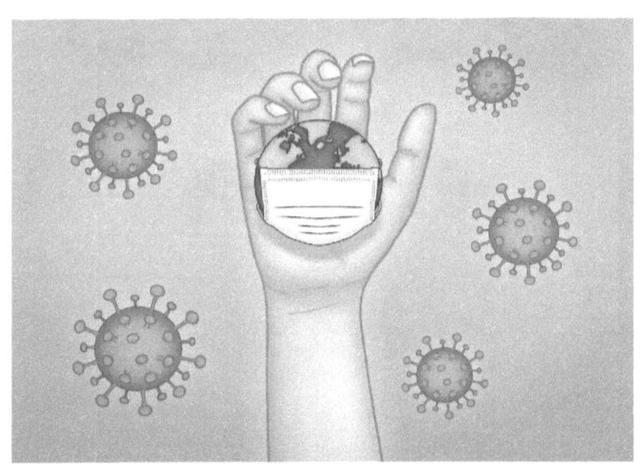

Los colegios pararon sus clases, las empresas cerraron, los productos basicos de la canasta familiar dejaron de ser suministrados a nuestras tiendas de confianza o a supermercados, todo el mundo empezo a usar mascarillas, algo que en el año 2019 no lo contemplabamos.

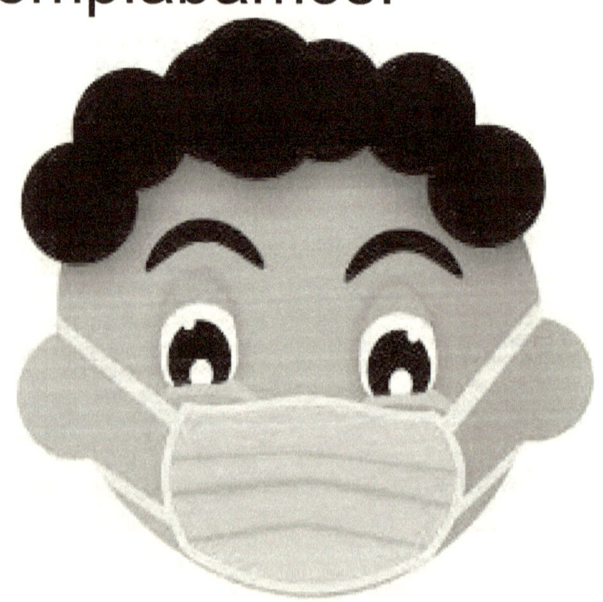

Esto nos muestra que el mañana es incierto, hay situaciones que se salen de nuestro control, pero lo que si podemos hacer es tomar medidas en el presente para mejorar nuestro futuro.

El coronavirus es una lamentable realidad que nos toco a cada uno de nosotros, pero gracias a los esfuerzos realizados por investigadores y personal de la salud pudieron evitar millones de muertes y crearon una vacuna.

Pero como sabemos no basta con lo que hacen estos heroes de la salud por nosotros, si nosotros no tomamos las medidas necesarias para evitar ser contagiados y contagiar a nuestros padres, hermanos, hijos o familiares mas cercanos.

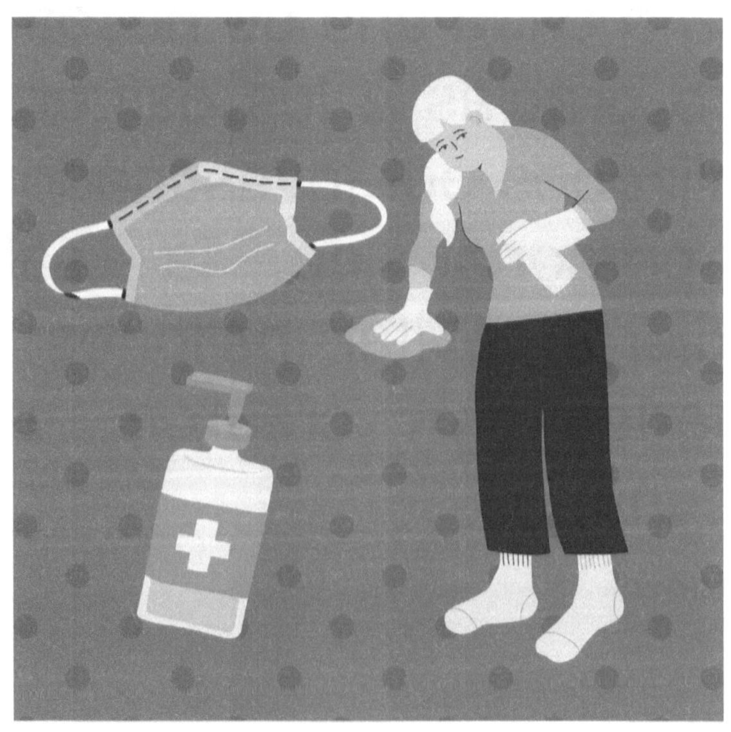

Este libro esta hecho para tomar conciencia de la importancia del autocuidado. Ya que si queremos proteger a las personas mas importantes en nuestra vida, debemos protegernos nosotros tambien para darle fin al covid19

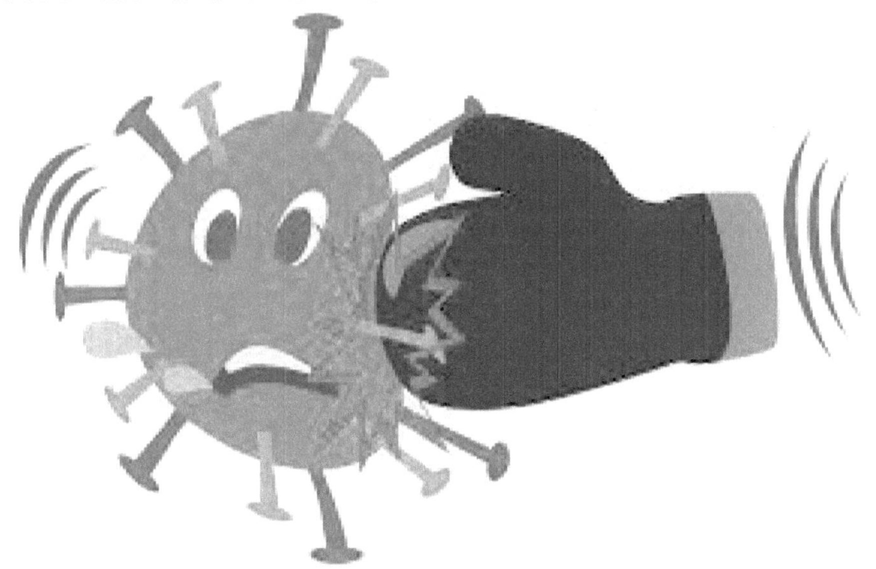

Antes de seguir debo dejar una serie de precauciones importantes si has tenido o llegas a tener contacto con una persona que haya tenido sintomas o que en la prueba haya dado positivo para COVID-19

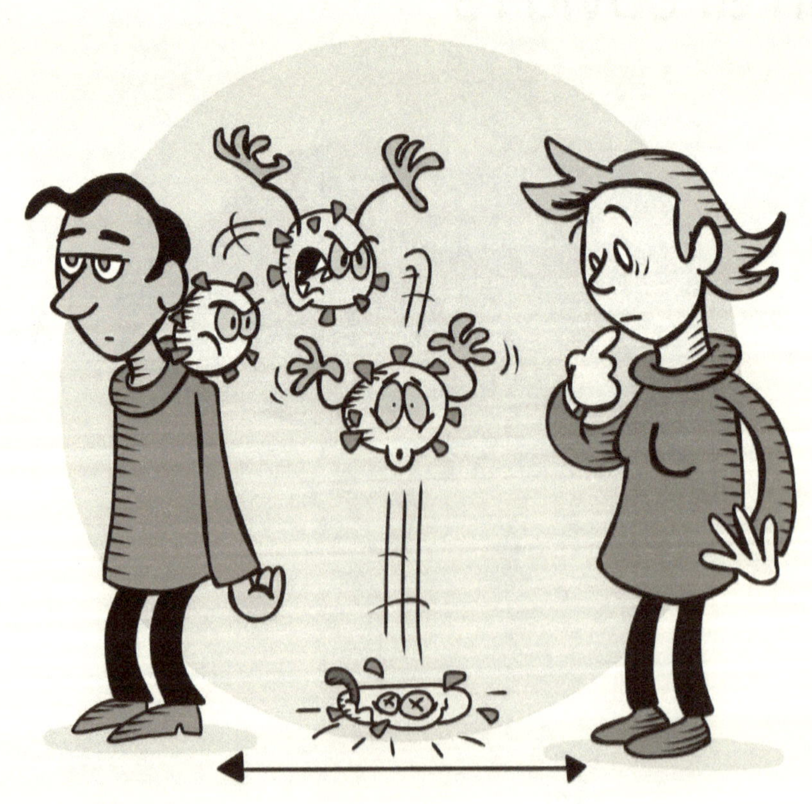

Primero que todo guarda la calma y trata de actuar de la forma mas rapida siguiendo estos pasos:

1. Llama a la linea de atención de COVID-19 en tu pais (el numero facilmente lo encuentras por internet) y di que estuviste en contacto con una persona con sintimas de coronavirus o con una persona contagiada. Y llamas para programar una cita para realizar la prueba.

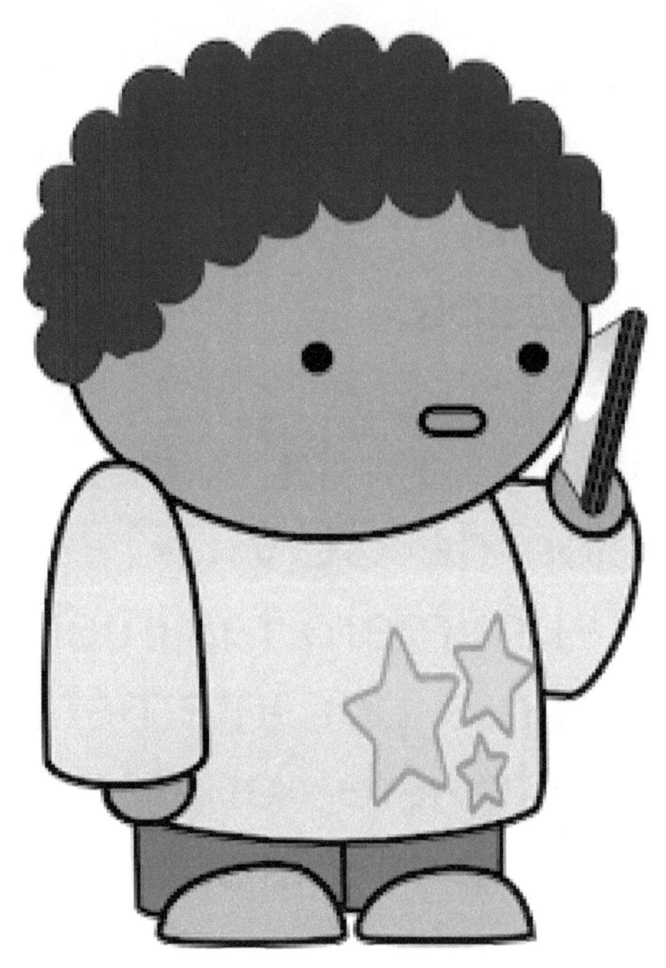

_{2.} Los centros de rastreos del virus y los censos son de suma importancia por eso debes cooperar. Para evitar la propagación del virus y asi

no afectar a tus seres queridos.

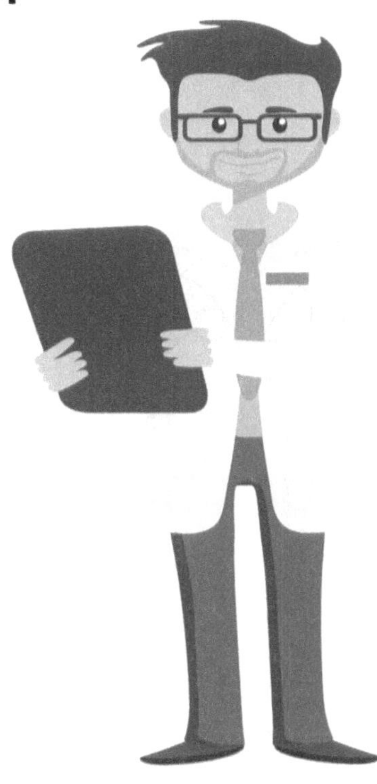

3. En caso de que por algun motivo te sea imposible realizarte la prueba de coronavirus, QUEDATE EN CASA. Se que puede sonar repetitivo pero quedarte en casa puede salvar muchas

vidas, aislate durante 14 dias, no vayas al trabajo, ni a clase, no frecuentes lugares publicos, recuerda que cuidandonos podremos cuidar a los demás y disminuir los contagios, en caso de que necesites algo de afuera, puedes pedirle a alguien que te lo lleve a tu casa. Utiliza esos dias para descansar y recuperarte.

4. Manten una distancia prudente, minimo un metro con otras personas, incluso si son familia

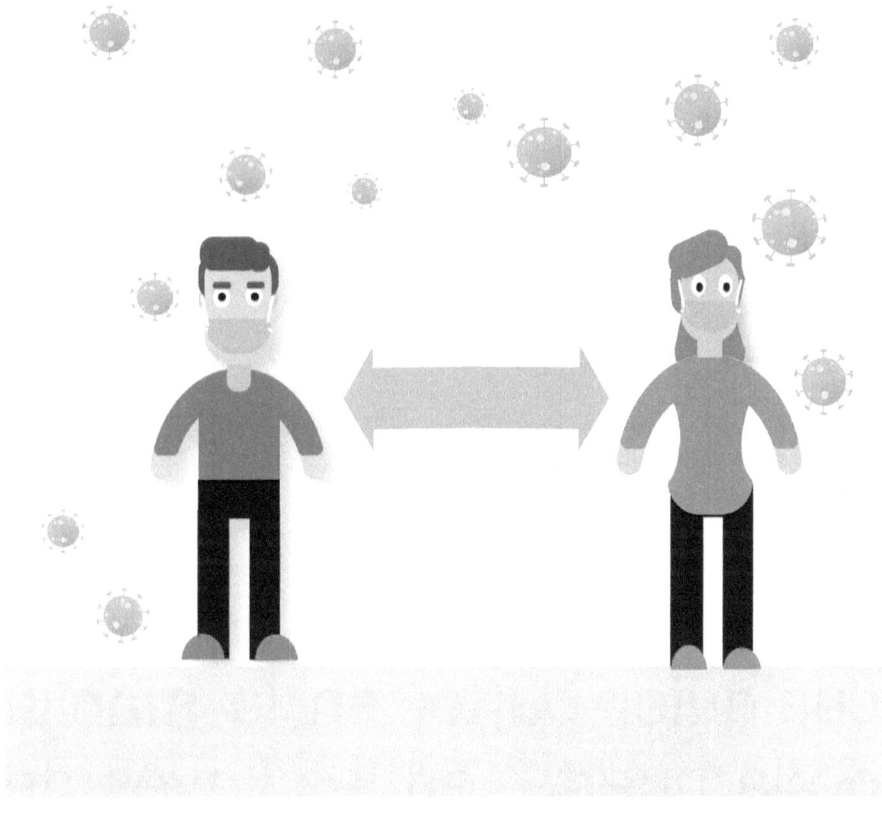

5. Usa simpre la mascarilla y si, sé que es repetitivo pero si se repite tanto es por algo.

Se ha demostrado que las mascarillas o cubrebocas reduce drasticamente la velocidad de contagio

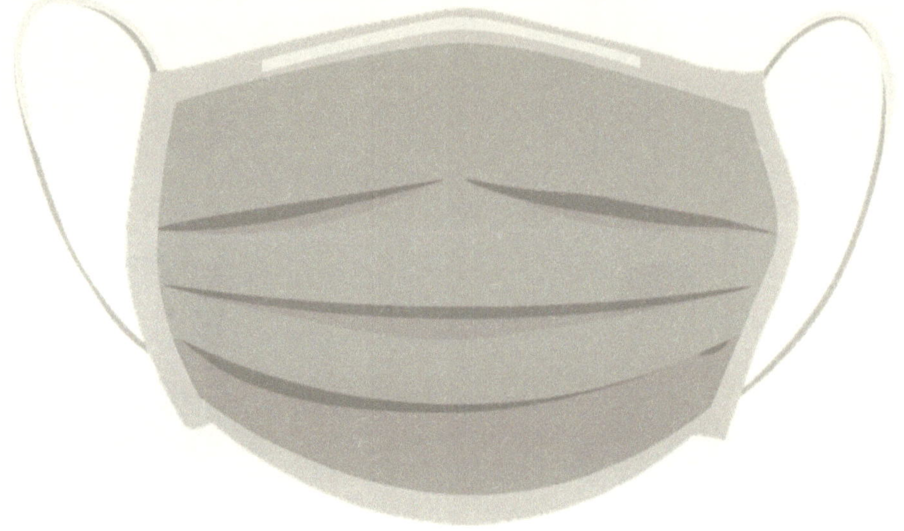

6. El virus puede estar en cualquier parte, en la manija de la puerta, en las llaves de tu casa, en la puerta del coche, en las barandas, incluso en el dinero que tocamos a diario, por este

motivo es de suma importancia lavarse las manos constantemente y evitar tocarnos la cara

7. Manten una buena ventilación

8. Si compartes habitación con alguien mas, debe haber una distancia minima de un metro entre camas

9. Llama la linea de atención del covid inmediatamente si empiezas a notar algun sintoma peligrosos como dificultad para respirar,

perdida de movilidad, dolor en el pecho.

10. Recuerda mantenerte fisicamente en forma, haciendo algo de ejercicio para liberar toxinas del cuerpo por medio del sudor.

Como padres tenemos una responsabilidad muy grande frente a las decisiones que tomamos, sabemos que nuestros hijos estan primero, por eso debemos seguir estos paso siendo responsables y darles el ejemplo a nuestros niños, recuerda que ellos aprenden por el ejemplo que les damos.

Pero como hacer para hablar de este tema con nuestros hijos teniendo en cuenta que existe la incertidumbre frente a la evolucion del brote, el virus va evolucionando y la mejor forma de contratacarlo es adptandonos a el, aprender a vivir enfrentandonos a las diferentes amenazas que se presenten y para esto necesitamos nuestros 3 grandes escudos que tenemos a nuestra disposicion para hacerle frente al virus y asi proteger a nuestros niños.

Primero que todo hay que entender que los niños tienen capacidades fisicas, mentales y emocionales diferentes a los adultos, no es un tema que se pueda tratar igual con los adultos que con los niños.

Aqui juga un papel importante los 3 escudos que tenemos contra el virus y asi evitamos que llegue a nuestros hijos.

El primer escudo es la información, asi es la informacion es nuestra mayor ventaja frente al virus y es un escudo capaz de hacerle frente.

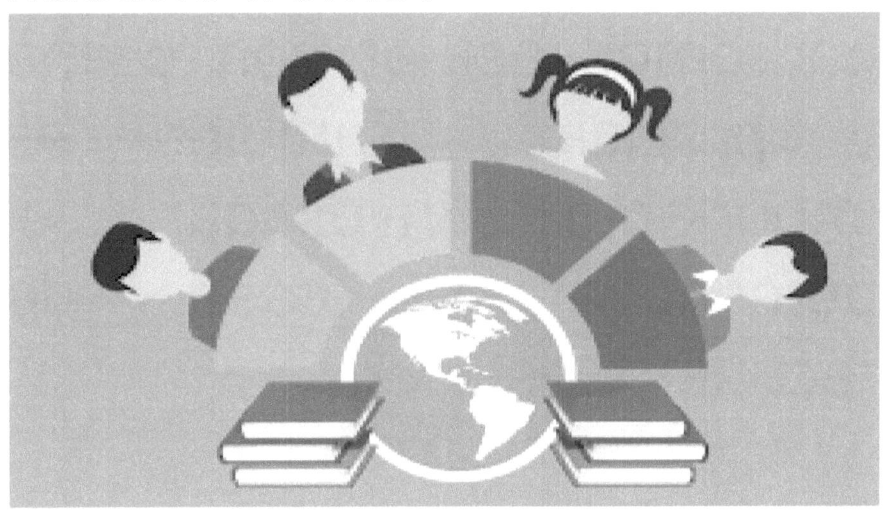

Ya que podemos prepararanos para hacerle frente. Y como lo hacemos? Lo rmas importante es mantenernos informados con fuentes oficiales, si tienes

alguna duda respecto al virus no temas preguntar ya que el que no pregunta ignorara el verdadero peligro que puede estar latente cerca de ti.
Una vez informados podremos actuar con calma y precision. Tambien es importante investigar el porcentaje de casos de recuperados.

Una vez el primer escudo este puesto y nos encontremos informados pasamos a poner el segundo escudo de protección contra el covid.

Este escudo se llama Explicar a nuestros hijos sobre el coronavirus.

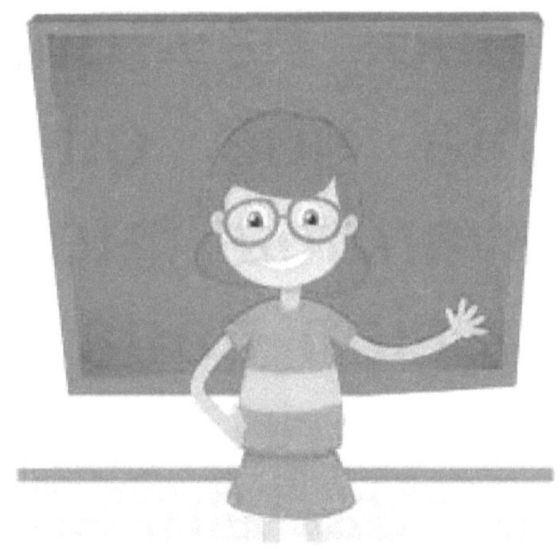

Pero que debemos explicarles? No te preocupes recuerda mantener la calma

Primero no debes esperar que ellos te pregunten, toma la iniciativa e inicia hablando del tema con la información colectada en el anterior escudo, corrige la información erronea que tengan tus hijos frente a esta enfermedad, hay que tener en cuenta que quizas los niños hayan mal interpretado la informacion dada, asi que debes hacerlo de forma periodica, se sincera/o con vuestros hijos del peligro y la gravedad del virus, recuerdales que el virus se contagia con facilidad, por ese motivo nos tenemos que proteger de el.

Informar sobre los sintomas a nuestros hijos es lo mas adecuado, para que ellos detecten estos sintomas si les pasa a ellos o a otra persona, recuerda que los principales sintomas es fiebre alta, tos y dificultad para respirar.

Debes hablarles con confianza y seguridad, debes decirle que hay millones de expertos y profesionales trabajando en la cura y entendiendo como trabaja el virus de forma molecular para asi reducir el riesgo .

Ten en cuenta que no debes ignorar los miedos o dudas de los niños

Utiliza un lenguaje adecuado y facil de entender para los niños.

Recordarles que en internet hay fuentes con poca validez donde lo unico que hacen es desinformar y llenar de miedos inexistentes
Debes hablar con frecuencia del tema con tus hijos y normalizar el tema como una realidad

Si no tenemos respuesta a las preguntas que nos hagan respecto al tema, ser sinceros y buscar la respuesta, lo puedes hacer a solas o con tus hijos para promover mayor confianza.

Una vez puesto y asegurado el 2 escudo ponemos el tercer escudo y el mas importante.

Ya los niños tienen conciencia del verdadero peligro y de todo lo que deben de hacer.

El tercer escudo se llama la Protección.

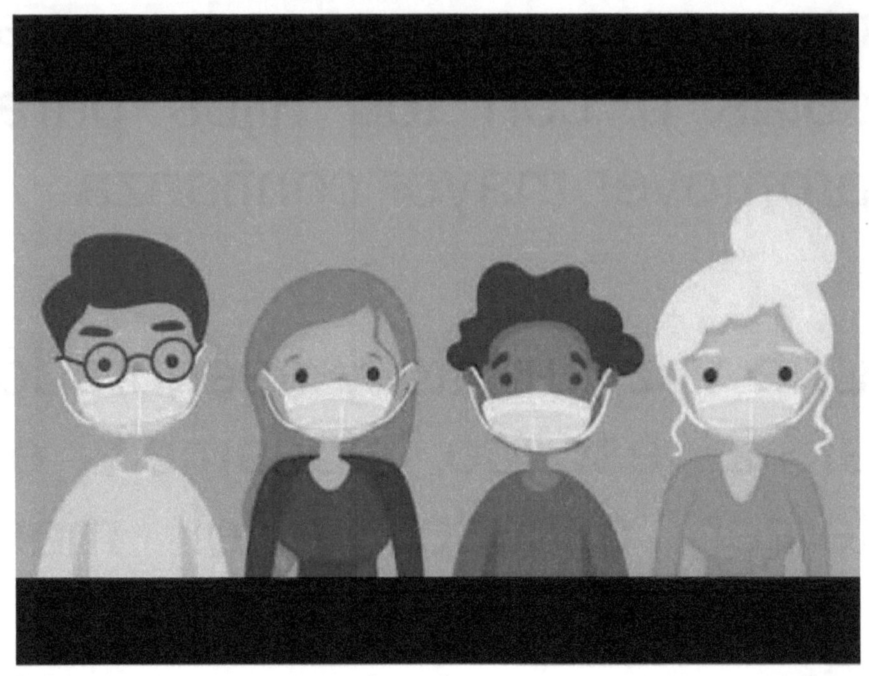

Ahora tu trabajo como padre es transmitirle todas las medidas de higiene y protección personal a tus hijos.

Dotalos con armas infalibles contra el coronavirus las cuales son:

Tapabocas el cual debe ser desechado cada cierto tiempo

Desinfectante cuando llegues a casa

Jabon para lavar sus manos, recuerda que deberes frotarte las manos fuerte al lavarte por minimo 20 segundos

Alcohol minimo al 60% para desinfectarse frecuentemente

Recomendaciones extras

Si vas a toser cubre tu boca y la nariz con el codo

No toques tu cara y mucho menos tus ojos

Evita el contacto fisico con otros niños o personas

No alarmarse, recuerda que la mayoria de infectados se estan mejorando

Y la mas importante recuerda que los niños aprenden por medio del ejemplo. Asi que no sirve de nada hablar del tema si no le das el ejemplo.